Briand.

INSTRUCTION

RAISONNÉE

SUR LES MOYENS DE SE PRÉSERVER

DU

Choléra-Morbus,

PAR M. BRIAND, D. M. P.

AUTEUR DE LA MÉDECINE LÉGALE, DU TRAITÉ D'HYGIÈNE, DE L'ART DE FORMULER, ETC.

Deuxième Édition, revue et augmentée.

Prix : 25 cent.

RENNES,

CHEZ DUCHESNE, LIBRAIRE-ÉDITEUR, RUE ROYALE, N°. 4.

1832.

INSTRUCTION

Raisonnée

SUR LES MOYENS DE SE PRÉSERVER

DU

CHOLÉRA-MORBUS.

Prévenir, c'est guérir.

Le Choléra-morbus, après avoir décimé les populations de l'Asie, et ravagé les principales villes de l'Europe orientale, vient d'éclater au sein de Paris, où il a répandu la consternation. L'effroi qu'inspire cette redoutable épidémie s'est propagé, avec une étonnante rapidité, de la capitale aux extrémités les plus reculées du royaume. Dans les feuilles périodiques, dans les conversations particulières, jusque dans les bals et les spectacles, tout le monde s'occupe, avec plus ou moins de frayeur, du Choléra. Il semblerait que c'est un monstre insatiable et invincible auquel dussent être offerts en sacrifice les trois quarts des Français. D'où proviennent donc des craintes si exagérées? Résultent-elles de la multiplicité des victimes qu'il a faites en Asie, en Russie, en Pologne, et du nombre toujours croissant des malades à Paris? Eh bien! qu'on se rassure, en considérant que ce fléau voyageur n'a exercé ses fureurs que parmi des peuples esclaves et malheureux L'Indostan, la Perse, la Russie même ne sauraient être comptées parmi les nations où le sort des hommes excite la moindre sollicitude. La famine, la misère, la débauche, la malpropreté, l'ignorance et la superstition se réunissent pour aggraver leur position. La plupart de ces causes n'existent-elles pas à Paris, et leur influence n'explique-t-elle pas, d'une manière satisfaisante, pourquoi le Choléra a choisi de préférence le quartier de la Cité pour y fixer d'abord le théâtre de ses ravages? Ces causes sont fort heureusement rares et infiniment moins énergiques dans notre pays, dans notre ville sur-tout, et il sera facile d'en enrayer les effets, pour peu que tout le monde veuille se convaincre de l'importance des mesures qui concernent la salubrité publique. Alors nul doute que les magistrats et les particuliers ne se secondent mutuellement pour éloigner tout ce qui pourrait donner naissance au Choléra, et nul doute aussi qu'en se conformant de bonne heure aux lois de l'hygiène, on ne neutralise son principe producteur.

Une autre remarque bien propre à tranquilliser les esprits, c'est que depuis l'invasion du Choléra en France, le nombre ordinaire des décès ne s'est accru que dans une très-faible proportion; et il est démontré que dans les autres contrées de l'Europe où il a régné, la mortalité générale et annuelle a été moins grande pendant sa durée.

Qu'on cesse donc de s'inquiéter du Choléra et qu'on n'y songe plus que pour prendre toutes les précautions nécessaires pour s'en garantir.

PRÉCEPTES A SUIVRE.

Les moyens préservatifs du Choléra, comme de la plupart des épidémies, se tirent de l'usage bien entendu des choses les plus nécessaires à notre existence, l'air, les vêtemens, les alimens, etc.

I. — AIR. — Ce fluide est dense ou raréfié, chaud et sec, chaud et humide, froid et sec, froid et humide, ou il revêt brusquement l'une ou l'autre de ces qualités, ce qui constitue les vicissitudes atmosphériques; ou enfin il est vicié par des émanations ou par des substances étrangères.

L'art ne possède aucun moyen d'augmenter ou de diminuer la pression de l'atmosphère La seule ressource pour modifier sa raréfaction, qu'on regarde comme favorable aux épidémies, consiste à habiter des lieux élevés, où l'on respire un air plus vif et plus pur.

Le séjour dans une atmosphère chaude et sèche est très-défavorable; il faut rechercher un air tempéré que l'on obtiendra partout, en se plaçant à l'ombre, ou dans un lieu que l'on fera arroser, si la chaleur est trop vive.

L'air chaud et humide est celui qu'il faut sur-tout éviter; c'est sous son influence que se développent et s'étendent les épidémies et les contagions. Malheureusement, il n'est pas aussi facile de corriger l'humidité chaude que de la produire. Il ne reste rien de mieux à faire pour se soustraire à sa fâcheuse influence que de choisir une habitation plus sèche et plus élevée.

Sous une constitution atmosphérique froide et sèche, il suffit de se bien vêtir.

On ne saurait prendre trop de précautions pour se garantir de l'impression d'un air froid et humide, à l'aide du feu, de vêtemens chauds, d'une nourriture fortifiante, d'un vin généreux, d'un exercice actif.

L'influence des variations de l'air sur la santé a été signalée de tout tems. Elles sont nuisibles sur-tout lorsqu'elles surviennent d'une manière brusque; alors elles font une impression d'autant plus dangereuse que les nouvelles qualités de l'air contrastent davantage avec celles qu'il avait auparavant. Il est donc urgent d'employer tous les moyens connus, tels que l'usage de la laine sur la peau, le séjour dans la chambre avant le lever et après le coucher du soleil, etc.

Une multitude de causes concourent à altérer la pureté de l'air, ou du moins à faire varier ses principes constituans. Instruit par l'expérience des dangers auxquels l'expose la respiration d'un air impur, l'homme a cherché les moyens de se préserver de ses effets malfaisans. Pour cela, il a mis à contribution les fumigations aromatiques, les huiles essentielles, les baumes, les eaux spiritueuses, le *camphre*, etc. Ces substances ne font que masquer les mauvaises odeurs : l'odorat cesse, à la vérité, d'être désagréablement affecté; mais les miasmes n'en agissent pas moins sur la peau et sur les voies de la respiration. Tous ces prétendus désinfectans doivent donc être rejetés.

La même proscription doit-elle s'étendre au chlore? Si je n'avais que le raisonnement à opposer à l'usage de cet agent médicinal, je suspendrais mon jugement; mais l'expérience est aussi contre lui. La commission médicale envoyée en Russie déclare positivement qu'il n'existe entre le chlore et les miasmes producteurs du Choléra aucune combinaison propre à neutraliser l'influence de cet agent destructeur. Cette déclaration est encore l'aveu des médecins les plus distingués de la Russie, de la Prusse et de l'Autriche. Considérées comme moyen préservatif, les préparations de chlore ont constamment prouvé leur inutilité : des observations multipliées prouvent au contraire que la sécurité qu'elles pourraient inspirer a toujours été déçue. Le dégagement du chlore dans les salles des Cholériques est un contre-sens médical ; il est évident qu'il précipite et doit précipiter la perte des malades. (Séance de l'Académie royale de médecine, du 28 février 1832.)

Parlerai-je du fluide électrique dont l'action puissante sur le système nerveux se fait si vivement sentir chez certaines personnes à l'approche des orages ? Je soupçonne fortement qu'il ne joue pas un rôle purement passif dans la production des épidémies ; mais aucun moyen d'investigation n'a pu encore faire apprécier son influence. Nous conseillerons néanmoins aux personnes nerveuses de se tenir, lorsque l'air est surchargé d'électricité, dans un lieu frais, d'éviter de charger leur estomac d'alimens, et d'écarter, par de sages raisonnemens, des craintes souvent ridicules.

II. — HABITATION. — Une vieille expérience des habitans de l'Indostan leur fait un précepte de s'éloigner des lieux où apparaît le Choléra, et par cette seule précaution ils diminuent les ravages de la maladie. Cette émigration, impraticable pour l'immense majorité de nos concitoyens, présente un grand inconvénient. Si, dans les villes, l'on est plus exposé aux atteintes du mal, on peut aussi se procurer des secours plus prompts, tandis que, dans les campagnes, une terminaison fatale aura déjà eu lieu avant que le médecin ne soit arrivé, car il faut agir ici dès le début. Toutefois, les personnes craintives ne feront pas mal d'abandonner le séjour des localités envahies par le Choléra. Elles devront se fixer de préférence dans des lieux secs, élevés, loin des rivières, des étangs, des marais.

Pour nous qui, par la nature de nos occupations, par devoir et par nécessité, sommes obligés à rester dans la ville, réunissons tous nos efforts pour assainir nos habitations, autant que le comportent leur assiette et leur distribution : que l'air y soit fréquemment renouvelé; que celles qui sont sales soient blanchies, ce précepte me paraît être de rigueur; qu'aucuns immondices ne séjournent dans nos escaliers, nos cours et nos allées; veillons soigneusement à ce que les plombs, les fosses d'aisance, soient lavés fréquemment à l'eau simple ou à l'eau chlorurée, s'il s'en exhale des émanations putrides; en un mot, faisons en sorte qu'à l'entrée comme à la sortie de nos maisons, aucune odeur ne vienne affecter péniblement notre odorat.

Pour terminer l'exposition des principales règles de l'hygiène, relative à l'air atmosphérique, je crois devoir mentionner l'opinion de M. le docteur Sanders, qui a passé presque inaperçue, et qui me semble bien digne d'être remarquée Ce professeur attribue (ce qui est plus que probable), le Choléra à un état particulier de l'air, et déclare qu'on ne peut espérer d'opposer un obstacle réel à sa marche, à moins que l'on ne parvienne à améliorer l'état ou la constitution de l'atmosphère. Il propose, en conséquence, non seulement pour prévenir mais pour combattre la maladie, d'entretenir des feux, à l'exemple des anciens, sur des endroits élevés, ou bien d'opérer sur un grand nombre de points des décharges d'artillerie. C'est ainsi qu'après la prise de Varsovie, qui fut précédée pendant deux jours du roulement continuel du feu de plus de six cents pièces de canon, on vit disparaître presque subitement le Choléra dans la ville et les environs. (*Matériaux pour servir à l'histoire du Choléra*). Que de préservatifs moins rationnels que celui-là ont été et seront encore employés!

III. — VÈTEMENS. — Les vêtemens de laine appliqués immédiatement sur la peau, retiennent la chaleur et déterminent par leur frottement une irritation qui augmente la transpiration, et peut-être aussi l'état électrique du corps. Ils absorbent la sueur et ne produisent jamais la même sensation de froid que les autres tissus. Cependant en s'accoutumant de bonne heure à la flanelle, on se prive d'une ressource précieuse que des circonstances ultérieures peuvent rendre nécessaire; on se fait d'ailleurs esclave d'une habitude qu'on n'est pas sûr de pouvoir toujours satisfaire, et qui, rendant le corps très-susceptible des impressions de l'air, est par suite la cause d'une foule de maladies. L'usage de la laine convient parfaitement aux gens gras et dont les organes sont relâchés, aux adultes dans l'âge de décroissement, aux personnes sédentaires sujettes aux affections catarrhales, à tous ceux qui sont très-sensibles au froid. Les personnes qui ne se trouvent pas dans cette catégorie se borneront à une pièce de flanelle appliquée sur le devant de la poitrine et autour du ventre.

Il est nécessaire, lorsque l'on porte habituellement de la laine sur la peau, de la faire laver fréquemment. Ce tissu, comme le linge, exige la plus grande propreté. « Nous pourrions citer, dit M. Brière de Boismont, des hommes victimes du Choléra, et dont la mort a fait grand bruit, qui, sous de beaux habits et du linge blanc, portaient de sales chemises de laine, qu'ils n'avaient point quittées depuis un mois et même plus. »

Les vêtemens, quels qu'ils soient, seront maintenus constamment secs et propres; ils seront toujours suffisans, sans être trop légers, plutôt chauds que froids ou même frais, mais en rapport avec l'état réel de l'air plus encore qu'avec la saison.

Je dois rappeler ici aux mères de famille un précepte important relatif à une pièce qui entre dans la toilettes des dames, le corset. Lorsqu'il est trop serré, il prédispose à l'irritation du foie et du reste de l'appareil digestif; ce qu'il faut spécialement chercher à éviter pour se préserver du Choléra.

IV. — BAINS, LOTIONS. — Un des plus puissans moyens d'entretenir la propreté, que l'on regarde avec raison comme le plus sûr gardien de la santé, sont les bains, dont on peut varier la température suivant une foule de circonstances. Je ne dois m'occuper ici que du bain chaud et du bain frais, les seuls qui puissent atteindre le but que je me propose.

Le bain chaud est principalement avantageux aux individus d'une constitution sèche et irritable, aux gens de cabinet, aux hypocondriaques, aux vieillards; mais trop fréquemment répété ou trop prolongé, il nuirait aux personnes faibles, d'une complexion molle, aux goutteux et rhumatisans.

Le bain frais ou à l'eau courante ne peut convenir qu'aux gens robustes et dans l'âge adulte. Il a des avantages incontestables pour les jeunes gens sur-tout qui s'y livrent à la natation; mais toujours faut-il avoir une force de réaction suffisante, sans laquelle l'impression du froid ne manquerait pas de causer une congestion intérieure des plus fâcheuses. Il faut aussi porter une attention sérieuse aux dispositions individuelles, et l'on doit s'abstenir du bain pris à la température atmosphérique, si l'on est atteint d'une maladie chronique quelconque de l'une des cavités splanchniques (1), et si l'on a déjà atteint l'âge de maturité.

Que l'on adopte le bain froid ou le bain chaud, il faut y recourir une ou deux fois par semaine, et il faut, lorsqu'on en est sorti, se frictionner toute la surface du corps avec du linge sec; dans le premier cas pour empêcher le refroidissement et achever le nettoiement de la peau, et

(1) Asthme, anévrisme, engorgement du foie, hémorroïdes, etc.

dans le second pour faciliter la réaction vitale et le retour de la chaleur.

Les personnes qui ne peuvent user ni du bain froid ni du bain chaud, sont dans l'obligation d'y suppléer par des lotions générales, soit avec de l'eau pure froide ou tiède, soit avec une légère dissolution de savon; elles feront suivre ces lotions de frictions avec une flanelle sèche ou imprégnée de quelques gouttes d'une liqueur aromatique, telle que l'eau de Cologne, le vinaigre des quatre-voleurs, etc.

V. — RÉGIME ALIMENTAIRE. — Rien de plus vague et de plus ridicule en même tems que de prescrire, comme on l'a fait dans les instructions publiées sur le Choléra, *l'abstinence d'alimens indigestes, des fruits, etc.* Mais existe-t-il un aliment absolument indigeste? Non bien certainement; car tel individu qui digérera parfaitement un morceau de lard à la chambrière, supportera mal des cuisses de grenouilles. Or, on se propose, en prescrivant un régime alimentaire, d'éviter une indigestion, et par suite une gastro-entérite, qui donnerait facilement prise au Choléra. Il est donc indispensable de distinguer l'alimentation sous le rapport des tempéramens, de l'habitude, etc.

1°. TEMPÉRAMENS. A. *Sanguin.* — La sanguification rapide étant un des caractères distinctifs de ce tempérament, on doit s'attacher à la diminuer par des substances alimentaires peu réparatrices, par l'usage des légumes herbacés, cuits, et des fruits acidules; le vin, les liqueurs alcoholiques, à l'abus desquelles sont enclins les gens de cette constitution; les boissons aqueuses, relevées par un principe aromatique, telles que le thé, seront proscrites avec sévérité.

B. *Lymphatique.* — Ce tempérament réclame un régime

entièrement opposé à celui que nous avons conseillé pour la constitution précédente. Ici les alimens excitans et très-nourrissans doivent être mis en usage : ce ne sont plus des légumes herbacés ou des fruits qui conviennent à ces êtres mous, pâles et faibles ; ce sont des viandes rôties, des consommés, des assaisonnemens propres à relever les forces de leur estomac paresseux ; c'est du vin généreux, du punch léger, du café ; en un mot, tout ce qui est susceptible d'activer la circulation et les mouvemens organiques.

C. *Nerveux.* — On peut établir, d'une manière générale, que les alimens stimulans sont très-nuisibles aux personnes nerveuses ; elles peuvent faire usage de toutes les substances alimentaires, pourvu qu'elles évitent les assaisonnemens de haut goût, et qu'elles les digèrent facilement ; elles doivent s'interdire les boissons excitantes de toute espèce.

Le tempérament nerveux coïncide presque toujours avec celui que l'on nomme *bilieux*, et l'un et l'autre portés à l'excès constituent le tempérament *mélancolique*, qui exige le même régime.

2°. Habitude. — Toutes les fois qu'on a contracté des habitudes relativement au régime alimentaire, ce n'est que peu à peu qu'il faut les réformer. Ainsi, celui qui a coutume de se nourrir de mets succulens, ne saurait, sans craindre de compromettre sa santé, passer subitement à l'usage exclusif d'une alimentation rafraîchissante, de même que celui qui boit habituellement et abondamment du vin, aurait le plus grand tort de se réduire à une vie complétement abstème.

Il faut encore avoir égard à cette disposition individuelle, que les physiologistes appellent *idiosyncrasie*, disposition en vertu de laquelle l'exécution des fonctions varie suivant les individus, afin de ne pas forcer le naturel et de ne pas produire les accidens les plus graves, au lieu du bien qu'on avait le droit d'attendre. La digestion, par exemple, ne se fait pas de la même manière chez tout le monde; il est des substances indigestes pour la plupart des estomacs, qui sont digérées avec la plus grande facilité par d'autres; il est au contraire des substances réputées d'une grande digestibilité, qui sont rejetées par le vomissement, et occasionnent des symptômes gastriques très-sérieux.

3°. Saisons. — Dans l'hiver, l'abstinence serait dangereuse; les alimens doivent être choisis parmi les substances les plus nutritives; les viandes bien faites, le rôti, les légumes farineux, conviennent parfaitement. On doit surtout insister sur cette alimentation tonique, lorsque la constitution atmosphérique est en même tems froide et humide; on augmentera, au contraire, la proportion de la nourriture végétale, et on sera plus sobre de vin pendant les tems froids et secs.

Pendant l'été et l'automne, la nutrition languit, l'appétit est rare et faible. L'alimentation ne doit pas être trop abondante: les végétaux mucilagineux, les fruits de la saison doivent être associés aux chairs blanches, aux viandes légères; les boissons fermentées peu excitantes doivent être préférées aux vins généreux. C'est dans l'automne que nous devons nous mettre en garde contre l'usage du cidre nouveau.

Dans les grandes chaleurs, il est nécessaire d'ajouter aux alimens des assaisonnemens aromatiques. En s'abandonnant outre mesure au goût naturel qui fait rechercher alors les fruits rafraîchissans, les herbes potagères, les alimens acidulés, on s'affaiblirait de plus en plus, et l'on se trouverait bientôt hors d'état de résister aux causes de maladies si fréquentes à cette époque de l'année. Il convient donc alors de combiner la nourriture végétale et animale, et, sans exclure les boissons rafraîchissantes, il faut user modérément de bon vin.

Le printems étant l'époque du changement le plus notable que la révolution des saisons amène dans notre économie, c'est alors que le régime est moins indifférent que jamais, et qu'il importe de ne point entraver, par une surcharge alimentaire, l'expansion des forces vitales.

RÈGLES GÉNÉRALES SUR LE RÉGIME ALIMENTAIRE. — On prendra les précautions les plus minutieuses pour se procurer des digestions faciles : quels que soient les alimens auxquels on accorde la préférence, (j'en excepte ceux qui devraient être proscrits dans tous les tems, comme les champignons et la sardine pressée), il faut que leur ingestion ne soit suivie ni de tension, ni d'aigreurs, ni de flatuosités, ni enfin de la moindre gêne : autrement, il y aurait commencement d'indigestion. L'heure et le nombre des repas sont ordinairement déterminés par l'habitude ; mais il faut aussi consulter quelquefois son appétit à cet égard. S'il se manifeste d'une manière très-vive dans l'intervalle des repas, non seulement on doit le satisfaire, mais il serait même dangereux de s'en abstenir. Le précepte consiste donc à ne point prendre d'alimens au-delà du besoin indiqué par la faim, et à rester plutôt en deçà.

On ne sortira point de chez soi à jeun ; on prendra toujours quelque chose de chaud, du chocolat, du thé ou du café.

Si les excès ont été notés dans tous les tems comme une des causes les plus défavorables aux maladies, leur action doit à coup sûr être bien plus énergique dans les épidémies. Les débauchés et les ivrognes peuvent s'attendre à être les premières victimes du Choléra. User avec la plus grande modération, est la chose du monde la plus indispensable. Loin de nous la pensée de vouloir, dans un tems de désolation, faire croire qu'il faille s'imposer une multitude de privations. Tous ceux qui ont des habitudes réglées, un genre de vie modéré, ne doivent point changer leur manière de vivre; seulement, ils la modifieront plus ou moins suivant les règles que nous venons de donner. Nos avis ne s'adressent qu'à ceux chez lesquels l'intempérance est devenue, en quelque sorte, une occupation.

VI. — SÉCRÉTIONS ET EXCRÉTIONS. — Parmi les excrétions habituelles et permanentes, celle de la transpiration, comme nous l'avons déjà remarqué, mérite la plus sérieuse attention. Pour se soustraire aux dangers sans nombre qui résultent de sa suppression, on ne saurait apporter de précautions trop minutieuses. Au sortir du lit, on se gardera de poser les pieds nus sur le carreau, d'ouvrir sa fenêtre avant d'être habillé; on aura soin de changer de linge toutes les fois qu'un exercice un peu forcé aura provoqué la sueur, de s'abstenir alors de boissons froides. On n'a pas oublié l'histoire de cet officier polonais qui entre dans un café, demande plusieurs glaces, et un instant après est frappé du Choléra. L'ingestion des boissons froides, le corps étant échauffé, a souvent donné naissance au Choléra ordinaire; à combien plus forte raison ne doit-telle pas déterminer le Choléra épidémique!

La sécrétion du mucus qui lubréfie les fosses nasales, celle de la salive, peuvent être augmentées par l'usage du tabac. Cette plante a été pronée, soit en fumigations au moyen de la pipe ou sous forme de cigare, soit comme masticatoire, pour se préserver du Choléra. Aucun fait authentique n'étant venu constater cette précieuse vertu, nous nous garderons bien de conseiller l'emploi de ce moyen, qui n'est pas sans danger pour les personnes qui n'y sont pas accoutumées.

Il arrive fréquemment qu'à la suite d'un travail opiniâtre, de veilles prolongées, de digestions incomplètes, d'un refroidissement subit et quelquefois sans cause connue, l'on éprouve du malaise, de l'inappétence, de la pesanteur au creux de l'estomac, en un mot les symptômes qui caractérisent, comme on le dit encore, un *embarras gastrique* et qui indiquent le *besoin de vomir*. Entreprendre de guérir cet état morbide de l'estomac par les émétiques, serait s'exposer évidemment à aggraver le mal, et à augmenter par conséquent la prédisposition au Choléra : la diète, secondée par quelques boissons adoucissantes et acidulées est le seul moyen curatif nécessaire.

Si le raisonnement et l'expérience nous ont conduit à proscrire les vomitifs, ils nous font un devoir encore plus impérieux de nous élever avec force contre les purgatifs dont on fait un si funeste abus. Dominées par un préjugé fatal qui remonte jusqu'au berceau de la médecine, beaucoup de personnes attribuent toutes les maladies aux *humeurs* trop abondantes ou *viciées*. Non contentes de se purger, dès qu'elles éprouvent quelque indisposition, elles n'omettent point de prendre médecine au printems, parce que cette saison met les *humeurs en mouvement*; elles ne négligent point de tems en tems le purgatif de précaution, et plus ce médicament leur procure d'évacuations et plus elles se félicitent d'une si heureuse prévoyance. Aussi les purgatifs ont-ils été de tout tems en grande vogue, et les charlatans ont-ils exploité cette crédulité populaire, en inventant et en faisant débiter avec emphase, sous des noms mystérieux, un nombre infini de tisanes, de sirops, de pastilles, de pilules, etc. A la fameuse poudre d'Ailhaud a succédé, de nos jours, le *remède de Leroy*, qui a été si justement proscrit par les facultés de médecine et par tous les praticiens qui méritent quelque confiance, et qui fait cependant tous les jours de nouvelles dupes et de nouvelles victimes (1).

(1) Je ne nie pas que le remède de Leroy ne soit utile dans quelques

Des douleurs vives dans la région de l'estomac et dans les voies digestives; des spasmes violens, une irritation permanente de la membrane muqueuse des intestins sont les moindres accidens qui en résultent tôt ou tard. Qu'on y réfléchisse! de ces accidens aux symptômes du Choléra la distance n'est pas grande!....

La liberté du ventre sera facilement entretenue par un exercice modéré en plein air, une alimentation rafraîchissante, des épinards ou autres légumes mucilagineux, des pruneaux, des boissons aqueuses abondantes, des lavemens. Si la constipation devenait opiniâtre au point d'occasionner des troubles dans l'économie, on la combattrait par de légers laxatifs, tels que les sels neutres, l'huile de Ricin, etc.

La suppression de l'urine étant un symptôme constaté du Choléra-morbus, il me semble rationnel d'user de boissons susceptibles d'exciter l'appareil urinaire, telles que les eaux gazeuses, de Seltz, de Vichy, etc., ou le vin blanc, sur-tout le gazeux.

Les évacuations trop abondantes et trop souvent réitérées, jettent plus ou moins promptement l'économie dans un état de langueur, qui nous rend très-impressionnables aux miasmes épidémiques. Il en est sur-tout qui, *bien que temporaires*, amènent de bonne heure la perte de l'appétit, des digestions laborieuses, la maigreur, la pâleur, des palpitations, la gêne des mouvemens respiratoires, des douleurs dans le dos et sous le sternum : ce sont celles-ci dont il est le plus urgent de s'abstenir ou au moins de modérer.

circonstances; c'est une nouvelle édition de l'ancienne Eau-de-vie allemande qu'on prescrit avec succès dans certaines hydropisies exemptes de tout signe d'irritation. Mais c'est un médicament qui ne doit être manié que par des mains habiles.

VI. — SOMMEIL ET VEILLE. — On s'attachera, autant que possible, à se procurer un sommeil prolongé et paisible, une activité modérée durant le jour, des occupations qui stimulent peu l'imagination, la tranquillité de l'âme, une lecture attrayante avant de se mettre au lit, sont les conditions les plus propres à procurer un sommeil réparateur. On mangera peu le soir, on s'abstiendra de thé, de liqueurs alcoholiques, si l'on a acquis par soi-même l'expérience qu'ils produisent l'insomnie. Dans nos contrées, le laborieux habitant des campagnes a l'habitude de faire la *méridienne* pendant les longues journées de l'été; qu'on lui apprenne les dangers auxquels il s'expose en dormant sur la terre et à l'ombre (1).

Que l'on fasse choix, si l'on peut, d'une chambre à coucher vaste et bien aérée, loin de toute exhalaison et du bruit, dont les fenêtres demeureront fermées pendant toute la nuit. Point d'alcoves où l'air ne circule pas et ne peut jamais être renouvelé complétement.

Un exercice actif et répété est indispensable. Pour en retirer tout le bien qu'il peut procurer, il faut s'y livrer avec une sage modération et en proportionner l'intensité, la vîtesse et sur-tout la durée, à la force individuelle. La seule règle générale est de se reposer, s'il est possible, dès que l'on éprouve un commencement de fatigue. Il est bien aussi de ne pas faire succéder à un exercice violent et prolongé un repos subit, afin de prévenir le refroidissement et la suppression de la transpiration.

L'exercice d'agrément doit se faire sur les lieux secs et élevés, éloignés de l'eau et des usines, d'où il s'exhale

(1) Un sommeil prolongé n'a nul inconvénient durant le cours des épidémies; les veilles, au contraire, sont on ne peut plus nuisibles, parce qu'un de leurs premiers effets est de déranger les digestions, d'occasioner la sécheresse de la bouche, la perte de l'appétit, une nutrition imparfaite, l'amaigrissement, la décoloration du teint, etc.

des miasmes fétides. Notre Thabor présente toutes les garanties de salubrité, moins le voisinage de l'hospice général, qui devrait éloigner de cette charmante promenade, dans le cas où il se manifesterait une épidémie parmi les enfans trouvés. Le soir, quelle que soit la température, il est dangereux de prolonger trop tard sa promenade, pour peu qu'il y ait d'humidité. Qu'on se garde sur-tout de rester en repos, de s'asseoir en plein air, à l'heure où commence à se faire sentir le froid nocturne, que l'on désigne sous le nom de *serein*.

VII. — PASSIONS. — Il est d'observation que tous les mouvemens impétueux de l'âme sont capables d'engendrer les maladies les plus graves et la mort même. Mais de toutes les commotions morales, la plus funeste est la colère. Examinez un homme chez lequel elle est portée au plus haut point d'exaltation : un frisson général parcourt ses membres, la pâleur s'empare de son visage, ses yeux restent fixes, immobiles, ses mâchoires serrées, il garde un silence effrayant, il tremble et quelquefois s'évanouit, son pouls est petit, serré et fréquent. Comparez ces symptômes à ceux que présente le Choléra à son début, et jugez..... Dans les épidémies, la passion la plus dangereuse est la peur; elle est infiniment plus redoutable que la colère, qui cesse ordinairement avec la cause qui l'a produite, tandis qu'elle persiste jusqu'à ce que toutes les traces du fléau destructeur aient disparu.

Les plus sages réflexions, les commentaires les plus judicieux sur la colère, et en général sur toutes les passions violentes, ameneraient rarement des habitudes plus douces, si l'on n'y joignait un régime rafraîchissant, l'abstinence plus ou moins complète des boissons spiritueuses, les bains, de l'exercice, et l'éloignement des sujets d'émotions trop vives. L'homme faible, indolent, apathique, ue le plus mince obstacle rend pusillanime, que le moin dre chagrin abat, qui est sans cesse tourmenté par l'idée de la mort, a besoin d'une nourriture tonique et fortement réparatrice, de boissons stimulantes. Il est nécessaire que des sensations vives et gaies épanouissent son âme, raniment sa confiance en ses propres forces, et retrempent son caractère. Rien de plus capable aussi de faire une heureuse diversion à la peur, que les soirées composées de sociétés choisies, peu nombreuses, où tout le monde se connaît, et où règnent la gaîté et la plus franche cordialité. Il n'est point de délassement plus utile après les travaux de la journée, dans les épidémies sur-tout, qu'une réunion d'amis où l'on converse sans gêne et sans contrainte. On évitera, au contraire, ces sociétés bruyantes où, pressés les uns contre les autres, les invités ne peuvent, sans effort, ni avancer ni reculer, se plaignant d'une chaleur étouffante et d'une transpiration des plus incommodes. Outre l'air qu'on y respire, on s'expose au refroidissement subit du corps, en passant des salons dans l'antichambre et dans l'escalier.

Les bornes que je me suis prescrites ne me permettent pas d'entrer dans de plus grands détails sur la conduite à suivre pour se prémunir contre le Choléra. S'il arrivait que cette funeste épidémie éclatât dans nos contrées, et que les conseils que je viens de tracer précipitamment, pressé par le besoin de contribuer à la santé de mes concitoyens, fussent reconnus utiles, je publierais, lors de l'invasion, les préceptes hygiéniques indispensables que doivent mettre en pratique les citoyens, les magistrats et les médecins, pour neutraliser les effets du mal et prévenir sa propagation. J'essaierais de répondre à la question de savoir si le Choléra est seulement épidémique. A cet égard, je puis dire, par anticipation, que jusqu'ici aucun fait de contagion, même douteux, n'a été observé à l'Hôtel-Dieu de Paris, là cependant où, par une bizarre fatalité, l'on semblait s'être plu à réunir les circonstances les plus favorables à la contagion. Aucun des médecins, des élèves internes ou externes, des infirmiers et infirmières, et des sœurs hospitalières qui passent presque tous une partie de la journée dans deux salles encombrées de cholériques, n'ont été atteints de cette affection.

Depuis que mon manuscrit a été mis sous presse, il est mort à l'Hôtel-Dieu de Paris, un chef de cuisine et une religieuse hospitalière; une infirmière, et un second cuisinier, ont aussi présenté les symptômes de l'épidémie. Ces faits nouveaux n'offrent point, à notre avis, une proportion de malades supérieure, par rapport à la population de cet hôpital, à celle des rues voisines qui, comme on le sait, ont été frappées d'une manière particulière par ce fléau.

Lorsque je rédigeai cet opuscule, j'ignorais encore l'opinion de M. Broussais sur le Choléra-Morbus asiatique. Cette opinion, si vivement attendue, ce professeur célèbre l'a énoncée tout récemment dans deux brillantes leçons qu'il a faites à l'hôpital militaire du Val-de-Grâce, et qui ont été consignées dans la plupart des journaux. Je vais en extraire les préceptes qui se rapportent au traitement préservatif. J'espère que le lecteur m'en saura d'autant plus de gré que ces préceptes viennent confirmer en tout point ceux que j'ai conseillés.

« Il faut manger peu de végétaux. Je ne dis pas qu'il faille s'en priver absolument, mais il faut en manger fort peu. Se nourrir avec des œufs et des viandes blanches, ne pas boire dans l'intervalle des repas en grande quantité et seulement si la soif vous prend. Il faut être très-modéré sur ce point.

» Il faut éviter toute fatigue violente ou extraordinaire, éviter les communications sexuelles, qui déterminent facilement la maladie chez les sujets faibles; éviter sur-tout de sortir des règles qu'on s'est imposées, et ne céder à aucune occasion.

» Il faut se priver, le plus possible, de laitage. Ceci n'est pas absolu : il est des personnes qui digèrent parfaitement le lait; celles-là ne sont pas obligées d'y renoncer.

» Je sais que ces personnes disent : Si je ne prends point de café au lait, je n'irais point à la selle. Eh bien! je leur réponds : Ne prenez pas votre café au lait, ne dussiez-vous pas aller à la selle de huit jours (1).

» Il faut éviter de se fâcher, ceci peut avoir beaucoup d'inconvéniens; il faut sur-tout trouver dans son moral des ressources pour se prémunir contre la terreur; car si cette maladie est formidable lorsqu'on lui a laissé faire des progrès, il est bien certain qu'attaquée à son début avec énergie, on peut en faire une des maladies les moins nuisibles pour l'espèce humaine (2). »

Maintes et maintes personnes auraient désiré trouver dans cette brochure quelques lignes sur le traitement, ou du moins sur les premiers soins à donner aux cholériques; je le répète, si l'épidémie se déclare parmi nous, j'indiquerai alors les précautions qu'il faudra prendre pour en arrêter les progrès, et les soins hygiéniques qu'on devra administrer aux malades, avant l'arrivée du médecin.

(1) Qu'on n'oublie pas ce précepte. Toutes les fois que le café au lait, le chocolat, ou tout autre aliment, purge, c'est que ces substances sont contraires aux organes digestifs; on doit s'en abstenir.

(2) Cette idée est vraiment bien consolante. Espérons que l'expérience nous prouvera qu'elle n'a rien d'exagéré.

Rennes, A. Marteville, Imprimeur.

www.ingramcontent.com/pod-product-compliance
Ingram Content Group UK Ltd.
Pitfield, Milton Keynes, MK11 3LW, UK
UKHW032036260826
14628UKWH00006B/3000

9 782019 636975